DE

L'ICTÈRE HÉMORRAGIQUE ESSENTIEL

DE

L'ICTÈRE HÉMORRAGIQUE ESSENTIEL

PAR

M. MONNERET,

AGRÉGÉ HONORAIRE DE LA FACULTÉ DE MÉDECINE DE PARIS,

MÉDECIN DE L'HOPITAL NECKER.

PARIS

IMPRIMERIE DE W. REMQUET ET Cⁱᵉ,

RUE GARANCIÈRE, 5.

1859

L'ICTÈRE HÉMORRAGIQUE ESSENTIEL

On peut se convaincre, par une étude approfondie des espèces nosologiques, que si les principaux caractères des types morbides établis ne changent pas le plus ordinairement, ils peuvent, du moins, subir de notables modifications, lorsque les cas isolés se développent dans des conditions hygiéniques autres que celles qui les engendrent habituellement. Cette partie de la pathologie générale, encore peu connue, exigera beaucoup de temps et des observations multipliées avant de parvenir à se constituer. Cependant on peut dire, avec les données historiques que nous possédons aujourd'hui, que les maladies ne restent pas confineés aussi exclusivement qu'on l'a prétendu dans les lieux où elles se montrent d'ordinaire. De temps à autre, on voit surgir dans la pathologie d'une vaste contrée, ou même d'une localité plus restreinte, une maladie exotique qu'on ne peut attribuer ni à une influence épidémique, ni à un miasme venu d'un pays lointain. Ce serait un sujet bien curieux d'étude que celui qui consisterait à comparer, non pas les maladies anciennes avec celles que nous observons aujourd'hui, cette étude historique a déjà été faite, mais les maladies d'un pays avec celles d'une autre contrée. On sait déjà qu'un certain nombre de maladies propres à une localité peuvent se rencontrer dans une région toute différente : telle est, par exemple, l'affection qui a reçu le nom

1

d'ictère grave, et qui ressemble, trait pour trait, à la fièvre jaune d'Amérique. L'attention des observateurs s'est portée, depuis quelques années, sur cette affection, à l'histoire de laquelle nous allons consacrer quelques développements.

On l'a désignée par les noms d'*ictère grave spasmodique, malin ou essentiel,* parce que la coloration jaune des tissus et la gravité des symptômes concomitants en constituent le caractère essentiel. Mais les vices d'une pareille dénomination sont faciles à apercevoir ; d'abord la gravité d'une maladie ne peut jamais servir à la caractériser, et pour ne parler que de l'ictère, combien d'affections du foie, et même d'autres organes, ne donnent-elles pas lieu à des ictères mortels ? En ajoutant la qualification d'essentiel ou de spasmodique, on ne donne pas une précision plus grande à la dénomination pathologique, car il existe un certain nombre de jaunisses dont nous ne sommes pas encore parvenus à découvrir la cause ; quant au spasme, il est loin d'être démontré. Il faut donc chercher dans les deux symptômes caractéristiques de la maladie, un moyen de la dénommer et de la définir : ces deux symptômes sont l'ictère et l'hémorragie ; mais comme un certain nombre d'affections du foie ou d'autres organes produisent aussi ces deux symptômes, il faut appeler *ictère hémorragique essentiel* celui qu'il est impossible de rattacher, dans l'état actuel de la science, à une affection connue du solide ou des liquides. Ainsi se trouve exclu l'ictère qui se montre dans la pyémie, la fièvre puerpérale, les affections traumatiques, et la fièvre intermittente pernicieuse.

L'ictère hémorragique essentiel est une affection générale qui donne lieu, d'une manière constante, à un ictère intense et à des hémorragies qui s'effectuent par différents organes, plus spécialement par les membranes muqueuses des voies respiratoires, gastro-intestinales et urinaires. Il faut donc, pour constituer cette entité pathologique et la distinguer de toutes les autres, qu'il existe en même temps, et à un degré intense, un ictère et une ou plusieurs hémorragies. Nous développerons plus loin les raisons qui nous font regarder l'ictère hémorragique comme étant tout à fait identique avec la fièvre jaune inter-tropicale.

L'expression de *fièvre jaune nostras,* qui a été proposée par plusieurs médecins, pourrait servir à désigner l'ictère hémorragique ; mais outre qu'il y a inconvénient à employer des dénominations qui ne reposent que sur une assimilation plus ou moins contestable, cette idée de fièvre n'est pas celle qui saisit le plus fortement l'esprit de l'observateur. L'élément fébrile est loin de prédominer pendant le cours de la maladie.

L'ictère hémorragique n'est pas, comme on pourrait le croire d'après quelques descriptions qui ont été faites à l'aide d'observations peu concluantes, une affection mal délimitée. Il a, au contraire, une physionomie propre tellement tranchée, qu'il se reconnaît de prime abord et qu'il suffit de l'avoir rencontré une seule fois pour qu'on puisse toujours le distinguer d'avec les maladies plus ou moins semblables. Nous commencerons par mettre sous les yeux du lecteur six observations que nous avons choisies dans notre répertoire, comme les types les mieux caractérisés de l'ictère hémorragique essentiel.

Observation I. — *Ictère rapidement mortel, congestion et hémorragie dans presque tous les viscères.*

Milgen, Pierre, âgé de quarante-deux ans, journalier, entre à l'hôpital Necker, salle Saint-Paul, n° 27, le 12 octobre 1853.

Depuis huit jours il a suspendu son travail à cause de la courbature, de la faiblesse et du malaise général qu'il éprouvait. Au moment de son entrée, il offrait tous les signes d'un état gastrique et bilieux, sans fièvre; la peau était à peine colorée en jaune.

L'administration d'un grain d'émétique ne change rien à son état, qui reste le même jusqu'au 16.

16 *octobre*. Constitution forte, aucune maladie antérieure, teinte jaune foncée de la peau et des sclérotiques; celles-ci rouges et injectées, ce qui donne à la physionomie quelque chose de triste qui contraste avec l'expression ouverte et souriante du visage (*facies erecta, Laennec*); intelligence présente; céphalalgie générale; sommeil agité; rêvasseries; pouls large, développé, régulier, quatre-vingt-quatre pulsations; trente-deux respirations; aucun rhonchus; langue sèche, fendillée, noirâtre; gencives couvertes d'un enduit de même couleur, évidemment formé par du sang; soif vive; ventre conformé naturellement; douleurs très-fortes dans le flanc et la fosse iliaque gauches, nulles à droite; quatre selles; urine d'un vert foncé; point d'épistaxis. Le foie est augmenté de volume (débord, 6 cent.; ligne médiane, 9; mamelonnaire, 14; axillaire, 12 1/2.)

Traitement : Limonade vineuse, deux lavements froids, cataplasmes sur le ventre.

17. A sept heures et demie du matin, vomissement d'une grande quantité de matières noires, grumeleuses, tout à fait semblables à celles qui sont rejetées dans les affections cancéreuses de l'estomac. Elles sont mêlées à une autre partie constituée par du sang liquide et rutilant; hoquet.

Le malade n'a pas conscience du danger qu'il court ; sa figure exprime le contentement ; toutefois, il s'agite dans son lit, et cette jactitation s'accompagne d'anxiété et de quelques paroles incohérentes ; rêvasseries ; peau froide, couverte d'une sueur visqueuse et froide.

Toute la peau est parsemée de pétéchies violacées, distribuées de la manière suivante : sur le visage et le cou elles sont petites et peu nombreuses ; elles se multiplient sur la poitrine et le ventre ; enfin sur la partie postérieure du tronc, sur les bras et les avant-bras, elles constituent de véritables ecchymoses allongées, imitant celles qui suivent les coups de fouet, et qui ont reçu le nom de vergetures.

Pouls 88 ; 32 respirations ; aucun bruit anormal dans les voies respiratoires ; langue sèche ; ventre tendu, météorisé ; 4 selles liquides, noirâtres.

Traitement : Infusion de menthe, avec addition de 40 grammes de vin de quinquina ; large vésicatoire sur le côté droit ; cataplasmes sur le ventre, bouillon et vin.

18. Un délire tranquille n'a pas quitté un seul instant le malade ; il répond mal aux questions qu'on lui adresse ; son visage présente toujours la même expression. En même temps que l'ictère a pris une couleur d'un vert bronze, la peau s'est couverte d'un nombre plus considérable d'ecchymoses ; la lèvre supérieure en est presque entièrement noircie, le nez est violacé et les jambes offrent de longues vergetures livides ; l'injection de la conjonctive s'est accrue. Tout le derme mis à nu par le vésicatoire est ecchymosé, rougeâtre ; la sérosité parfaitement transparente ; toute la membrane muqueuse buccale et linguale, ainsi que les dents, sont noircis par une couche de sang ; soif vive ; déglutition facile des boissons ; pas de vomissements ; le hoquet paraît et cesse par intervalle : ventre météorisé ; pour la première fois la matière des selles contient une quantité fort notable de sang noir.

L'urine fortement colorée en un jaune qui rappelle la couleur du vin de Malaga, laisse déposer une matière blanchâtre et floconneuse. Elle est trouble dans toute la hauteur du vase qui la contient ; elle donne une forte proportion d'albumine, par la chaleur et l'acide ; cette réaction indique sûrement la présence du sérum du sang ; quant à sa matière colorante, on n'en aperçoit pas trace.

Traitement tonique ; vin et bouillon.

19. Mêmes symptômes au même degré ; les membres et surtout les mains et les pieds refroidis, sont couverts d'une sueur visqueuse et cyanosés ; on fait aisément avec la peau un pli qui persiste comme dans le choléra ; pouls 92 ; 36 respirations, profondes, suspirieuses ; pas de vomissements, pas de selle ; l'urine laisse déposer une matière rouge, pulvérulente, constituée par les globules sanguins.

20. Le sang qui couvre toute la membrane interne de la bouche, depuis plusieurs jours, provient des bronches ; il est rendu par une expuition presque insensible, et qui n'a été bien observée qu'aujourd'hui. Une selle presque sanglante est le dernier symptôme noté chez le malade qui expire dans la soirée, à huit heures, au milieu du coma.

Autopsie le 24. — Signes de putréfaction avancée quoique le temps soit frais. Le tégument est ecchymosé dans la plus grande partie de son étendue. Les masses musculaires, divisées dans un grand nombre de points, n'offrent nulle part d'hémorragies ; leur tissu un peu sec a sa consistance normale.

Les centres nerveux sont exempts de toute altération ; quelques plaques rouges, formées par les vaisseaux congestionnés de la pie-mère, se voient sur le sommet des hémisphères ; sérum abondant, incolore dans les ventricules.

Poitrine. — Tout le tissu cellulaire sous-pleural et quelques faisceaux des muscles intercostaux sont le siége d'une infiltration sanglante qui a envahi toute la plèvre.

La trachée et les bronches pleines d'un sang rose liquide, spumeux. Forte hypérémie des vaisseaux de la membrane muqueuse.

Le poumon droit, pesant, très-dense, peu crépitant, laisse écouler une sérosité sanglante. Le tissu du lobe inférieur est ferme, résistant comme celui de la rate. Il est impossible d'y distinguer les divers éléments anatomiques qui constituent le poumon, tant la combinaison du sang avec eux est intime. Il en résulte, en certains points, des granulations noires qui semblent formées par du sang épanché dans les vésicules ; elles disparaissent quand on incise le poumon. — Les mêmes lésions existent dans le poumon gauche.

Cœur petit, revenu sur lui-même : cavités gauches vides de sang ; les droites en renferment une assez grande quantité.

Abdomen. — Injection générale des vaisseaux capillaires qui rampent sous le péritoine ; il en résulte une teinte violacée des circonvolutions de l'intestin.

On trouve dans l'estomac un liquide noirâtre et granuleux ; dans la partie supérieure du jéjunum quelques portions de ce même liquide, mais plus rouge ; dans l'iléon une matière liquide, noire comme de l'encre de Chine ; aucune injection des vaisseaux ; aucune hémorragie interstitielle ; follicules isolés et agminés parfaitement sains.

Pancréas, injecté et rose.

Foie. Il a son volume naturel et adhère en grande partie au diaphragme par des brides celluleuses très-anciennes. La capsule propre s'enlève aisément. Les deux substances sont à peu près également injectées, en sorte que la portion jaune a pris la même couleur que la rouge ; le lobe gauche, plus ferme que le droit, offre une coloration verte olivâtre et aucune lésion appréciable au microscope.

La vésicule a quatre fois son volume normal ; elle est distendue par un liquide noirâtre, non visqueux, qui, étendu d'une certaine quantité d'eau, offre une teinte rouge manifestement due au sang épanché. Plusieurs caillots sanguins consistants sont contenus dans cette poche.

Rate petite et saine.

Reins. Leur substance corticale est hypertrophiée, et fortement congestionnée, la substance mamelonnée anémiée.

Remarques. Cette observation est un type complet et aussi
caractérisé que possible de l'ictère hémorragique. Comme dans
les autres exemples que nous citerons, tous les symptômes, toutes
les lésions s'y trouvent rassemblés. Dans le court espace de huit
jours, le sang s'altère avec une rapidité telle qu'il s'écoule par les
deux grandes surfaces de rapport : par la peau, et par les membranes muqueuses, respiratoire, digestive et génito-urinaire,
sans qu'elles soient le siége d'aucune altération matérielle appréciable. Sur le cadavre, les principaux organes présentent des
hémorragies interstitielles ou les vestiges de fortes congestions
hémorragipares. L'ictère, la coloration en jaune de tous les tissus, les troubles fonctionnels de l'appareil biliaire, achèvent le
tableau général de la maladie quand elle atteint des propor-
tions considérables. On ne trouve pour expliquer de pareils désordres aucune lésion manifeste du foie ou des autres organes. Une
congestion médiocre de la glande hépatique est la seule altération qui ait avec l'ictère un rapport évident, et encore cette congestion n'est-elle pas constante ainsi que nous le dirons plus
loin.

Observation II. *Hémorragies dans les principaux organes ; hémorragie méningée ; convulsions ; suppuration de la parotide.*

Noir (Etienne), âgé de quarante-cinq ans, distillateur, entre à l'hôpital
Necker le 29 juin 1858, après avoir cessé de travailler depuis neuf jours.
Il s'est alité depuis huit, en raison de la courbature, de la faiblesse générale, des vertiges et des bourdonnements d'oreille qui se sont manifestés.
Dès le début il a ressenti des douleurs vives à l'épigastre et dans l'hypocondre droit ; perte d'appétit ; nausées, soif ; quatre à cinq selles par jour,
formées par des matières glaireuses, qui provoquent, au moment de leur
passage, de la cuisson et de la douleur à l'anus. Les nuits sont sans sommeil et très-agitées.

Trois jours avant l'entrée du malade, l'emploi d'un purgatif avait amené
l'expulsion de matières abondantes et noirâtres. Toute la peau s'était colorée en jaune ; du sang avait été rendu par expuition sans qu'il y eût d'é-
pistaxis apparente.

Le 29, le jour de l'entrée du malade, sa langue était sèche, couverte
d'un enduit jaunâtre, sanguinolent ; des vomissements de boissons et des
autres matières ingérées ainsi que trois selles sanguinolentes avaient eu lieu ;
les douleurs de l'épigastre et de l'hypocondre droit persistaient ; sueurs
abondantes qui continuent presque toute la journée.

Aucune cause bien appréciable n'a paru déterminer le développement de la maladie. La profession qu'il exerce depuis longtemps est pénible : il est contraint de travailler, avec ardeur, pour soutenir trois enfants en bas âge ; mais la nature des travaux auxquels il se livre n'a pas changé. Il est soumis fréquemment à une haute température dans la distillerie et n'en souffre pas. Sa constitution est robuste ; sa nourriture suffisante, quoique grossière et mal préparée. Point de maladie antérieure qui mérite de fixer l'attention.

30 *juin*. La peau est colorée en un jaune citron très-intense, ainsi que les sclérotiques où la couleur morbide est plus foncée. On voit disséminées à peu près également sur les membres et sur la partie antérieure de la poitrine, de petites pétéchies, peu nombreuses, la plupart d'un rose vif, et, à côté d'elles, d'autres taches bleuâtres qui sont de véritables pétéchies plus anciennement formées ou en voie de résolution. Les lèvres, les dents, la langue et toute la membrane muqueuse buccale sont tapissées par un sang noirâtre, liquide, qui suinte incessamment de toutes ces parties. Les pommettes et le nez présentent une teinte rouge violacée qui, jointe à la couleur jaune intense et à l'exhalation sanglante des membranes muqueuses, donne une expression sinistre au visage. Cependant l'intelligence est conservée ; les sens sont intacts ; les pupilles de grandeur naturelle ; les mouvements libres ; mais une faiblesse très-grande empêche le malade de se mouvoir ; il est un peu assoupi.

Le pouls, qui s'était élevé à 84 le 29 à trois heures du soir, est à 80 le matin ; il est, du reste, égal, régulier ; aucun bruit anormal dans les vaisseaux ; le premier bruit du cœur est sourd et faible.

La respiration, à 20, se fait par saccades et s'accompagne parfois d'un soupir. Le son est normal dans toutes les parties postérieures ; râles sibilants et ronflants partout, plus marqués à droite.

Soif vive ; anorexie ; pas de vomissements ; ventre conformé comme dans l'état normal ; un peu de météorisme dans les parties déclives ; les mesures du foie ne s'écartent pas beaucoup de l'état normal (débord, 7 ; ligne médiale, 10 ; mamelonnaire, 12 ; axillaire, 12) ; le lobe gauche est donc un peu hypertrophié ; persistance de la douleur hépatique, qui augmente par la pression et la percussion. Une autre douleur occupe, quoique à un plus faible degré, l'hypocondre gauche et l'épigastre. Trois selles liquides formées par des matières noires, dans lesquelles il est difficile de découvrir du sang.

Urine transparente, de couleur safranée très-faible, dans laquelle l'acide nitrique fait aisément paraître la matière colorante verte de la bile.

La température de la peau est sensiblement plus basse qu'à l'état normal : les mains, les pieds, le nez, sont refroidis, bleuâtres ; la peau se laisse soulever en forme de plis comme dans le choléra ; elle est imprégnée d'une sueur visqueuse peu abondante.

Traitement. — Limonade vineuse glacée ; application sur le ventre de compresses trempées dans l'eau froide glacée ; 2 lavements glacés ; sulfate de quinine 0,70 ; bouillons.

31. Des sueurs peu abondantes ont eu lieu de trois heures à six heures du soir la veille ; pour la première fois, vomissements de matière grumeleuse noirâtre ; deux selles après les lavements ; pouls à 96. (Même traitement.)

1er juillet. Le délire s'est déclaré pendant la nuit ; le malade est sorti de son lit. Ce matin il est plongé dans un état comateux d'où il est impossible de le tirer ; il avait parlé toute la journée d'une façon incohérente, mais sans s'agiter beaucoup. La figure exprimait le contentement ; elle était épanouie (facies erecta). Ce matin, le visage est le siége d'un gonflement considérable qui occupe toute la région parotidienne droite et une partie de la joue : il a commencé le soir à sept heures et s'est rapidement accru jusqu'au matin. La peau qui couvre la tumeur est livide, violacée, comme les autres parties du visage ; mais on n'y remarque aucune ecchymose, peu de chaleur et de rougeur ; la surdité est très-forte ; les narines sont pulvérulentes ; aucun suintement sanguin par ces parties ; il s'effectue très-probablement par l'arrière-bouche, à cause de la position du malade.

Le nombre des pétéchies n'a pas augmenté ; la teinte jaune de la peau s'est accrue et tourne au vert.

Langue sèche, couverte d'un enduit jaunâtre et noir au centre ; gencives saignantes, ramollies ; soif vive ; vomissements de matières noirâtres, de couleur de suie, peu abondantes ; ventre tendu ; météorisme ; quatre selles liquides, évidemment formées par du sang, en partie altéré par la digestion.

A sept heures du soir, le malade est pris d'un frisson très-violent et de convulsions générales qui agitent les lèvres et les membres dans tous les sens, et se reproduisent pendant plusieurs heures ; dans la journée, selles sanglantes. La mort a lieu le 2 juillet à sept heures du matin, sans que le malade ait repris un seul instant connaissance.

Autopsie le 3 juillet, vingt-quatre heures après la mort, par un temps chaud.

Cavité cérébrale. Un caillot sanguin, mou et noirâtre, allongé, aplati, de sept à huit centimètres de largeur, est juxtaposé entre les circonvolutions de l'hémisphère gauche et la surface de l'arachnoïde viscérale ; d'autres plus petits sont accolés à la dure-mère correspondante. Outre les caillots sanguins, plusieurs ecchymoses assez larges sont situées dans l'arachnoïde pariétale.

A droite, on voit un petit caillot sanguin sur la partie antérieure de l'hémisphère, un second dans la fosse cérébrale moyenne, plusieurs à la base ; de nombreuses ecchymoses sur la dure-mère qui tapisse cette dernière région.

La substance cérébrale laisse suinter dans toutes ses parties une sérosité fortement colorée en jaune ; nulle part d'ecchymose.

Thorax. Ecchymoses larges et nombreuses sur la plèvre pariétale.

Poumon droit infiltré d'une sérosité sanguinolente. Le poumon gauche offre la même lésion, son lobe supérieur est le siége d'un emphysème vésiculaire considérable.

Cœur fortement rétracté, dans sa partie gauche surtout. Le ventricule gauche presque oblitéré ne renferme qu'un petit caillot jaune ; valvules saines.

Estomac. Il renferme une matière noire, grumeleuse, abondante, pareille à celle qui avait été rejetée pendant la vie : membrane interne mamelonnée, sans ecchymose.

Intestin sain ; rate petite, ferme ; reins sains.

Foie. Un peu plus gros qu'à l'état normal ; son tissu d'un rouge un peu brunâtre rappelle celui de la rate ; ses deux substances confondues en une seule par leur couleur rouge uniforme ; dans quelques points une plus forte hypérémie a provoqué la formation de plaques rouges irrégulières ; le tissu hépatique ne laisse écouler qu'une petite quantité de liquide. Bile jaune, pâle et séreuse dans la vésicule.

Parotide droite. Hémorragie considérable dans le tissu cellulaire sous-cutané ; le tissu propre de la glande, infiltré de sang et de pus, renferme un grand nombre de petites collections purulentes et des foyers hémorragiques ; il est faible et ramolli dans toute son étendue.

M. Robin, qui a bien voulu examiner le tissu hépatique de ce malade, n'y a trouvé aucune lésion appréciable.

Remarques. Le malade qui fait le sujet de cette observation a été saisi, sans cause connue et au milieu d'une santé excellente, de symptômes d'abord localisés dans le tube digestif (anorexie, soif, nausées, douleurs gastriques et hépatiques, dévoiement). Une prostration extrême s'est déclarée dès le début, et, malgré son énergie, le malade a été contraint sur-le-champ de garder le lit. Le cinquième jour, l'ictère s'est manifesté ; et en même temps des vomissements, des selles formées de matières noires, et des hémorragies par la bouche. L'apparition de ces symptômes a fait reconnaître immédiatement la maladie.

A partir de cette époque, elle a marché avec une rapidité extrême en s'accompagnant des symptômes les plus graves. Le sang s'est fait jour à travers tous les tissus, sous la peau et dans la cavité gastro-intestinale. La jaunisse a pris sur-le-champ une très-grande intensité ; l'adynamie s'est accrue sans cesse, la peau s'est refroidie et cyanosée ; le malade est alors tombé dans un état comateux ; ce triste spectacle a été interrompu par deux actes pathologiques dont on ne pouvait prévoir le développement, à savoir par un épanchement sanguin dans la cavité de l'arachnoïde, et par l'infiltration sanglante et la suppuration de la parotide droite. Les convulsions violentes qui ont précédé la mort se rattachent à la première des deux lésions ; quant à la seconde, l'hémorragie et la suppuration de la parotide, nous ne saurions nous y arrêter trop longtemps, car elles marquent d'une manière évidente la corrélation intime qui existe entre la fièvre jaune des tropiques et la fièvre jaune nostras. Nous y reviendrons plus amplement dans une autre partie de ce mémoire.

En douze jours le malheureux, dont nous analysons l'histoire médicale, a accompli sa destinée. Pendant cinq jours, des symptômes peu caractéristiques se sont développés, et sept jours seulement ont suffi pour que l'altération du sang fût portée à son plus haut degré. Il est impossible d'attribuer à une autre cause qu'à l'hémorragie encéphalique les convulsions finales.

OBSERVATION. III. *Ictère essentiel ; hémorragies méningo-encéphaliques ; symptômes éclamptiques : mort rapide.*

Rosalie B**, âgée de vingt-deux ans, entra à l'hôpital Necker, salle Sainte-Eulalie, le 8 juin 1857.

Cette femme, d'une constitution robuste, a été atteinte d'ictère il y a deux ans pour la première fois : un second s'est déclaré un an après, dans la convalescence d'une fièvre typhoïde. Depuis cette époque sa santé est bonne, seulement les règles se sont dérangées.

Elle est malade depuis quinze jours et alitée depuis ce temps. La courbature, la perte des forces, les nausées, les vomissements, les douleurs épigastriques, l'ictère, l'épistaxis, la constipation, sont les symptômes principaux qu'elle a éprouvés ; l'affaissement dans lequel elle est tombée empêche qu'on n'obtienne d'elle des renseignements précis.

9 *juin.* Intelligence présente, paresseuse : céphalalgie générale, forte pendant la nuit, plus modérée le matin ; insomnie ; sueurs nocturnes, éruption de grosses papules d'urticaire sur toute la surface du corps, dont la température est abaissée ; teinte jaune ocrée de la peau et des sclérotiques ; pouls fort, 112 ; respiration, 28 ; langue sale, piquetée à la pointe ; ventre très-sensible généralement et surtout à l'épigastre et dans l'hypocondre droit ; volume normal du foie (lig. médiane, 7 cent.; mamelonnaire, 12 cent.); pas de selles depuis six jours ; urines foncées d'un jaune-vert.

10. Peu de temps après la visite, la malade prend un purgatif qu'elle vomit ; le vomissement lui fait rejeter des matières noires formées par une grande quantité de sang. Bientôt elle pousse des gémissements ; elle est prise de convulsions générales éclamptiques, qui se composent de secousses courtes, rapides et successives dans les membres ; les mâchoires se serrent sans que la convulsion empêche toutefois la malade de boire et d'avaler ; l'intelligence est abolie, la sensibilité conservée, le pouls toujours fréquent et large.

A trois heures de l'après-midi, elle vomit plein un crachoir de sang pur noirâtre. Au moment de la visite, le 10 au matin, elle expire, la bouche encore pleine de sang ; les narines en laissent échapper aussi une grande quantité.

Autopsie le 11. Nous supprimons les détails minutieux de cette autopsie, qui a été faite, comme toutes les autres, avec un soin extrême, pour ne conserver que les traits principaux qui caractérisent les lésions.

Embonpoint considérable.

Cerveau. La pie-mère qui tapisse les parties latérales et inférieures du cerveau est le siége d'une forte hypérémie, sans exsudation séreuse ni plastique ; elle se traduit par des rougeurs intenses très-rapprochées et par plaques. La substance grise des circonvolutions cérébrales correspondantes est finement injectée et ramollie, dans un point, à la superficie seulement. Toutes les autres parties du cerveau, examinées attentivement, n'offrent aucune altération.

Quelques ecchymoses sur la partie extérieure du cervelet.

Poitrine. Ecchymoses sous-pleurales du poumon droit; au milieu de son tissu, nombreux noyaux d'apoplexie; congestion sans hémorragie dans le poumon gauche.

Cœur. Nombreuses ecchymoses sur la face postérieure du ventricule gauche principalement ; la cavité de celui-ci effacée par la contraction du tissu musculaire, qui est pâle et ferme ; quelques caillots mous, noirâtres, dans le ventricule droit.

Abdomen. Point de sérosité dans le péritoine ; estomac plein d'un sang liquide et noir comme de la poix ; membrane interne, mamelonnée, pâle.

Sang noir et poisseux dans toute la longueur de l'intestin grêle, qui ne présente aucune lésion lorsqu'on l'a débarrassé de ce liquide. Les follicules isolés sont développés. Coloration rouge de la membrane interne du gros intestin, dont les vaisseaux sont injectés.

Foie. Volume normal. La congestion, évidente dans tout le lobe droit, donne lieu à une coloration rouge brunâtre de la substance rouge, qui est plus volumineuse, et entoure le grain jaunâtre. Un sang séreux et rosé s'écoule après la section du foie.

Dans le lobe gauche, toute la substance hépatique est constituée par des granulations jaunâtres pareilles aux grains de la moutarde. M. Robin les a trouvées entièrement composées de cellules graisseuses. Cette altération rappelle celle qu'on trouve si constamment dans la fièvre jaune. Lobe de Spigel rouge et ramolli.

Rate triplée de volume, presque diffluente.

Reins. Les deux substances pâles et de contexture normale.

Remarques. La mort a été produite d'une manière imprévue, par une hémorragie gastro-intestinale et par des convulsions éclamptiques. Ces dernières étaient-elles bien sous la dépendance de l'ictère ? Nous avons vu déjà les convulsions se manifester, ainsi que le coma, dans la période ultime ; mais, dans ce dernier cas, elles n'avaient pas pris cette forme éclamptique qui pourrait s'expliquer par une affection hystériforme, ou par une véritable épilepsie, à laquelle la malade aurait été en proie depuis plusieurs années. D'une autre part, la violente congestion dont la pie-mère cérébrale était le siége, et qui est fréquente dans l'ictère, peut rendre compte des convulsions qui en sont le symptôme ordinaire. Ici encore se présente une autre difficulté : la substance grise était ramollie, ce qu'on ne voit pas dans l'ictère grave. Il serait donc plus rationnel d'attribuer les troubles de la motilité à cette dernière altération ; mais comme nous les avons rencontrés dans des cas où il n'existait qu'une forte congestion ou une hémorragie arachnoïdienne, il est permis de conserver quelques doutes (Voir l'observ. II). Quoi qu'il en soit, c'est évidemment l'affection encéphalique qui a fait périr si rapidement la malade.

Une circonstance étiologique digne d'intérêt est le développement antérieur de deux ictères, qui ont précédé la maladie actuelle. On serait porté à croire que l'appareil biliaire était par cela même prédisposé à la maladie qui a emporté la malade. Cependant, cette opinion ne saurait être acceptée quand on voit, dans les autres cas, l'ictère débuter au milieu d'une santé parfaite, et surtout sans avoir été précédé d'aucune autre affection hépatique.

Pendant quinze jours, les symptômes n'ont pas eu assez de gravité pour contraindre la malade d'entrer à l'hôpital. Quoique malade depuis ce temps, elle n'offrait, le jour même de son admission, que les signes d'un ictère léger, et si notre attention n'avait pas été dirigée, depuis longtemps, sur les maladies du foie, nous aurions négligé de recueillir l'observation. Tout-à-coup, la veille même de la mort, éclatent les symptômes de l'hémorragie gastro-intestinale et de la violente hyperémie méningo-céphalique qui a enlevé la malade en peu d'heures.

Nous raconterons succinctement les trois dernières observations, afin de ne pas fatiguer l'attention du lecteur. Il importe, cependant, qu'il ait encore sous les yeux trois exemples bien choisis d'ictère grave.

Observation IV. Pêcheur, âgé de vingt-deux ans, emballeur, entra le 7 avril 1857 à l'hôpital Necker, salle Saint-Jean, n° 32.

Le malade loge chez son père, de qui nous tenons nos renseignements ;

il n'a été soumis à aucune cause morbifique appréciable. Il travaille aux équipements militaires; il est bien nourri. Fortement indisposé pendant huit jours, et obligé de suspendre son travail à cause de la faiblesse qu'il éprouve, il n'est conduit à l'hôpital qu'au moment où il perd l'intelligence, c'est-à-dire le 7 dans la soirée. L'ictère a huit jours de date et s'est déclaré comme symptôme initial.

Il ne reste soumis à notre observation que pendant deux jours (8 et 9). La couleur jaune foncée de la peau et des sclérotiques, l'épistaxis abondante qui fournit un sang jaune et séreux, la cyanose et le refroidissement du visage, des mains et des pieds, ne laissent aucun doute sur la nature de la maladie. Tout son corps est agité, à des intervalles éloignés, par des convulsions accompagnées de cris, de strabisme, de l'immobilité des pupilles; le visage est agité par des grimaces plus marquées à gauche; le pouls dur à 170; respiration 36. Le foie a son volume normal (1re ligne, 8; ligne mamelon., 11 cent.).

Le malade expira le 9 au soir.

Autopsie le 10. La cavité du crâne n'a pu être ouverte.

Sugillations cadavériques nombreuses.

Le foie a ses dimensions naturelles; il est friable et fournit une grande quantité de sang rutilant. La substance rouge est fortement hypérémiée, bleuâtre; la substance jaune est elle-même injectée, rougeâtre, peu distincte de la première.

La rate est saine, la capsule surrénale droite un peu congestionnée; il en est de même des deux reins et des deux poumons.

L'estomac renferme une grande quantité de sang, qui paraît provenir des fosses nasales et avoir été avalé pendant la vie. Ecchymoses peu nombreuses sur la membrane interne de l'intestin grêle; les follicules isolés, un peu développés, se montrent en assez grand nombre près de la valvule.

Le mésorectum est le siége d'une hémorragie considérable.

Remarques. La marche insidieuse de cette maladie, et la prompte apparition des convulsions avant qu'il y ait eu des hémorragies par un grand nombre d'organes, laissent supposer qu'il s'est fait quelque épanchement de sang dans la grande cavité cérébrale. Nous n'avons pu nous aider de l'autopsie pour corroborer cette supposition, d'ailleurs très-vraisemblable.

OBSERVATION V. Nous avons été appelé, en 1854, auprès de l'agent comptable de l'École polytechnique, pour assister au dernier acte d'un ictère hémorragique très-grave.

Le malade, d'une forte constitution et d'un embonpoint considérable, avait été en proie, plusieurs mois avant l'affection actuelle, à des accès de fièvre intermittente simple, qui avaient été facilement coupés par les fébrifuges.

Dans les trois premiers jours, on vit paraître tous les signes d'un embarras gastrique qui avait été combattu par l'émétique sans le moindre succès. En même temps un ictère peu intense s'était déclaré ; nausées ; bouche mauvaise ; constipation ; ventre tendu, météorisé, très-sensible dans les deux hypocondres ; céphalalgie très-légère ; prostration ; intelligence présente ; pouls à 92, mou, peu résistant ; anxiété épigastrique et gêne de la respiration, quoique le murmure vésiculaire fût net partout.

Bientôt les jambes se couvrirent de pétéchies violacées, petites, peu nombreuses ; l'ictère prit une intensité plus grande ; l'urine était d'un jaune foncé ; puis, sans qu'aucune autre hémorragie se manifestât, le malade rendit en urinant un litre de sang. Peu d'heures après, une nouvelle quantité de ce liquide fut expulsée. Le malade tomba dans le collapsus, et mourut.

L'autopsie ne put être faite.

Observation VI. Le fait que nous publions a servi de texte à la thèse d'un jeune médecin grec qui, victime de la maladie, y échappa d'une manière tout à fait inattendue. C'est dans nos notes, et non dans sa dissertation inaugurale, que nous puisons les documents qui vont suivre. (Siphnaios, *Essai sur la fièvre jaune sporadique, Dissert. inaug.,* août 1852, Paris.)

Le 4 juillet 1852, les signes d'un embarras gastrique avec ictère léger engagent le malade à prendre une bouteille de limonade magnésienne ; elle procure des vomissements de bile. Plus tard, sous l'empire du tartre stibié, que le malade s'administra lui-même, il finit par rendre par la bouche un liquide noir et comme oléagineux. Presque en même temps les selles contractent la même couleur, ainsi que l'urine. Nous n'avons pas vu ces différentes matières, en sorte qu'il ne nous serait pas possible d'affirmer que la couleur noire était due à la présence du sang.

Douleurs vives dans l'hypocondre droit et à l'épigastre ; vomissements continuels.

Traitement. Potion calmante ; glace ; 15 sangsues à l'épigastre.

5. Ecchymose de la largeur de la main sur l'hypocondre droit et autour des piqûres de sangsues placées à l'épigastre ; vomissements plus rares ; selles et urines sanglantes ; pouls, 110 ; peau fraîche ; intelligence présente, grande prostration ; quelques crampes dans les jambes.

Boissons glacées.

6. La face est profondément altérée, grippée ; les yeux sont excavés ; la peau froide et les extrémités cyanosées ; la conjonctive injectée, très-jaune ; la faiblesse si grande que le moindre mouvement détermine la défaillance ; une seule selle formée par du sang noir ; un litre au moins de sang liquide, mêlé à de gros caillots noirâtres est sorti de la vessie. Ces pertes énormes de sang expliquent l'état anémique dans lequel est tombé le malade ; l'intelligence est toujours nette ; insomnie, agitation. Nous voyons pour la première fois le malade ; notre diagnostic ne pouvait être un instant douteux ; nous constatons l'existence d'une fièvre jaune.

Traitement : *Limonade sulfurique, vin de quinquina, bouillon, glace*

*sur le ventre, lavements avec sulfate de quinine 1 gr. 50 et lauda-
num 20 gouttes.*

7. Les vomissements cessent; les boissons passent bien; la faiblesse est toujours très-grande, et pendant la nuit quelques convulsions des muscles du menton ; puis hoquet, anxiété, agitation, un peu de délire ; cette crise singulière est suivie d'une notable amélioration.

Traitement : On suspend l'usage du sulfate de quinine ; on continue les toniques, le froid et l'alimentation.

8 et 9. Le sang disparaît de l'urine ; les ecchymoses du ventre s'effacent rapidement; la teinte ictérique perd de son intensité ; l'appétit revient ; la digestion gastrique se fait bien; l'urine est longtemps bourbeuse et puante.

La convalescence s'établit promptement, mais les symptômes de l'anémie persistent encore longtemps.

Remarques. Dans les cinq premières observations, l'ictère s'est terminé par la mort; dans celle-ci seulement la guérison est venue d'une manière inespérée. En présence des accidents formidables qui s'étaient déclarés, il était impossible de prévoir une terminaison heureuse ; le sang étant rejeté en grande abondance par la bouche, par l'intestin, par la vessie, l'anémie prenait à chaque instant plus d'intensité, et le collapsus était si grand qu'on pouvait s'attendre, d'un instant à l'autre, à voir mourir le malade. Cependant, grâce aux efforts de la nature, quelque peu aidée par les ressources de l'art, l'altération du sang s'arrêta et le malade fut sauvé.

DESCRIPTION GÉNÉRALE.

L'ictère hémorragique est une maladie qui marche à la manière des affections les plus aiguës, et se termine ordinairement en un ou deux septenaires, au plus. Il commence d'abord par des symptômes assez vagues et tout à fait généraux : par la lassitude, la perte des forces et de l'appétit et par des maux de tête. A ces symptômes viennent s'ajouter ceux de l'embarras gastrique : la bouche est mauvaise, la langue sale, blanchâtre, l'appétit nul ; souvent le malade est tourmenté par des nausées, des vomituritions et quelques vomissements de matières muqueuses ou de bile ; les selles sont rares et la diarrhée n'arrive qu'après l'emploi de quelques purgatifs; la courbature, l'insomnie, la céphalalgie générale, un peu de chaleur fébrile, pendant la nuit surtout, constituent les premiers symptômes de la maladie. Ils peuvent durer de cinq à huit jours, jusque-là il serait impossible de soupçonner la nature de l'affection qui va se manifester.

L'ictère est le premier symptôme qui en marque positivement le début. Une fois développé, il acquiert rapidement toute son intensité. Le premier jour il est, comme tous les ictères, plus visible sur les sclérotiques que partout ailleurs ; mais le lendemain toute la peau est colorée en un jaune qui tire sur la nuance orangée ou verdâtre, surtout dans les derniers jours. Le réseau capillaire de la conjonctive, en s'injectant fortement vers l'angle interne de l'œil, offre une teinte rouge et jaunâtre à la fois. Il en résulte dans l'expression des yeux quelque chose de sombre et d'étrange, qui a été noté par les auteurs qui ont décrit la fièvre jaune intertropicale.

Tous les liquides de l'économie sont fortement imprégnés de la nature colorante de la bile. Elle donne à l'urine une couleur jaune foncée qui la fait ressembler à du vin de Malaga ; d'autres fois elle prend une teinte verte. Dans tous les cas, l'acide nitrique y fait paraître la matière colorante de la bile. Nous verrons plus loin que l'urine contracte une tout autre couleur lorsque le sang y est mêlé.

Hémorragies. Sur la même ligne que l'ictère, se placent dans l'ordre d'évolution comme suivant le degré d'importance, les hémorragies que nous allons étudier dans les différents organes par lesquels elles s'effectuent.

Épistaxis. La plus fréquente de toutes est celle qui a lieu par les fosses nasales ; nous l'avons rencontrée sur deux malades, au début et avant la manifestation de tout autre symptôme, ce qui est essentiel à noter, parce qu'on peut en conclure que le sang est altéré de très-bonne heure, et que cette altération est un des principaux éléments de la maladie. L'épistaxis se répète souvent ; quelquefois la quantité de sang que perd ainsi le malade est considérable.

Suintement sanguin par la bouche. La membrane muqueuse de la cavité buccale laisse exsuder, chez presque tous les sujets, une quantité notable de sang. Les gencives, la face supérieure de la langue et les lèvres en fournissent une quantité très-petite, mais qui suffit pour colorer les crachats, et surtout pour constituer les enduits brunâtres qu'on observe sur la langue, les lèvres, les dents, surtout dans les derniers jours de la maladie.

Hématémèse. Il est rare que les sujets vomissent une grande quantité de sang pur, noir ou vermeil, et facilement reconnaissable à ses caractères physiques ordinaires. Nous avons été témoin de deux faits de ce genre ; mais nous nous sommes assuré plus tard que ce sang provenait, dans le premier cas, des voies respiratoires, dans le second des fosses nasales; le malade en avait ainsi avalé, à plusieurs reprises, des quantités considérables. Ordinairement, les matières sanglantes rejetées par l'estomac se présentent sous forme d'un liquide caillebolé, noir comme de la suie ou du marc de café, semblable par conséquent à celui que vomissent les malades atteints de cancer gastrique ou d'ulcère chronique de l'estomac. Sous ce rapport, l'ictère hémorragique diffère de la fièvre jaune intertropicale qui donne lieu, d'une manière presque constante, au vomissement d'un sang pur et abondant (*vomito negro*). Disons cependant que nous avons observé de véritables hématémèses.

Selles sanglantes. Chez tous les sujets qui avaient vomi du sang, ce liquide se trouve mêlé, en quantité variable, à la matière des selles. Tantôt elles sont noirâtres, et alors il est parfois difficile d'y constater la présence du sang, si ce n'est à l'aide du microscope, ou en étendant les matières d'une grande quantité d'eau ; tantôt elles sont rouges, presque entièrement constituées par le sang ; on y rencontre aussi des caillots noirâtres. Il est rare que l'hémorragie intestinale persiste pendant toute la durée de la maladie ; elle se montre comme un phénomène fugace qui dure un à deux jours ou n'apparaît même qu'une seule fois. Nous engageons les observateurs à rechercher ce symptôme avec quelque soin, parce qu'il est rare qu'il fasse entièrement défaut. Il faut examiner attentivement la nature des matières rendues, car lorsqu'elles renferment une grande quantité de bile verte foncée, il serait facile de prendre celle-ci pour du sang.

• *Hemorragies cutanées.* Plusieurs malades ne nous ont offert aucune hémorragie cutanée. Elles se présentent ordinairement sous forme de pétéchies ou de petites ecchymoses, disséminées sur les membres inférieurs et le ventre, plus rarement distribuées sur tout le corps. Dans les observations que nous avons citées, deux fois les ecchymoses ont été larges, semblables à des vergetures, ou mieux encore à des ecchymoses produites par une violence extérieure. Nous les avons rencontrées plus rarement sur le visage, autour des yeux et sur la région parotidienne.

2

Congestion oculaire. Il faut rapprocher des hémorragies précédentes cette forte congestion sanguine qu'on observe si fréquemment sur la conjonctive oculaire, et qui se voit dans tant de maladies graves : dans le typhus, la fièvre typhoïde et la peste. Unie à la teinte jaune et parfois verdâtre qu'acquiert cette membrane muqueuse, elle constitue un signe précieux qui fait presque immédiatement reconnaître l'ictère hémorragique.

Hémoptysie. On est surpris qu'elle soit rare, lorsqu'on se rappelle que le poumon est toujours congestionné à différents degrés, et qu'il est souvent le siége de nombreux foyers apoplectiques. Nous avons observé un malade qui rendait le sang par expectoration, en telle quantité, qu'on pouvait croire à l'existence d'une hématémèse. Il est probable que les crachats, comme les autres liquides de l'économie, rapporteraient avec eux du sang, si les malades ne tombaient pas dans une prostration si grande que l'expectoration est difficile ou impossible.

Ainsi, toutes les grandes surfaces de rapports, la peau et la membrane muqueuse gastro-intestinale, fournissent, quoique en proportion différente, une certaine quantité de sang.

Urines sanglantes. L'appareil génito-urinaire ne fait pas exception à cette règle générale. Tantôt le sang transsude en si forte proportion par le rein, qu'il sort de la vessie presque pur (obs. vi); tantôt, et c'est le cas le plus ordinaire, il est mêlé à l'urine en si petite quantité, qu'on ne l'aperçoit qu'à la partie inférieure de ce liquide sous forme d'une couche rougeâtre. Ou bien encore, le sérum seul passe dans l'urine, où il importe toujours de le rechercher à l'aide de la chaleur et de l'acide nitrique. Nous croyons qu'on trouverait fréquemment de l'albumine si l'on examinait plus souvent l'urine, pendant le cours de la maladie. Comme l'urine est d'un jaune foncé ou verdâtre, il est souvent impossible d'y découvrir la matière colorante du sang, ou la présence du sérum, à moins qu'on ne recourre aux réactifs que nous venons d'indiquer, ou bien au microscope.

Il y a longtemps que nous avons signalé à la méditation des médecins la production si constante des hémorragies dans le cours des affections hépatiques. Ce fait qui était entièrement ignoré, et qui ouvre le champ à des investigations précieuses sur le rôle que joue la bile dans l'hématose, avait été entrevu, il est vrai, par Hippocrate, Galien et plusieurs médecins du xviiie siècle. Ils avaient noté l'épistaxis et le flux hémorroïdal parmi les symptômes de plusieurs affections chroniques du foie. Mais ils n'avaient pas soupçonné que l'altération du sang, due à l'imperfection ou à la suspension de l'hématose hépatique, est la cause fréquente d'un grand nombre d'hémorragies ; que le caractère de celles-ci est d'être générale, c'est-à-dire de s'effectuer par différentes voies, et de se rattacher, par conséquent, à une altération du sang par privation de certains principes utiles à l'hématose, ou par addition de principes nuisibles ou délétères. Nous avons déjà mis en évidence ces considérations générales en parlant des maladies du foie. (*Archives générales de médecine*, p. 641, juin 1854).

Il faut cependant avouer que nous ne savons ni en quoi consiste l'altération du sang, ni de quelle manière elle s'effectue. Nous pouvons seulement dire que sa cause réside dans une altération grave des fonctions hématosiques du foie, et qu'il n'est pas une maladie qui leur porte une atteinte aussi rapide et aussi profonde que l'ictère hémorragique. Nous voyons bien dans les maladies aiguës et chroniques du foie de petites hémorragies se produire. On les rencontre dans l'hépatite, le cancer, la cirrhose, les maladies des voies d'excrétion biliaire ; mais elles ne sont ni aussi graves, ni aussi générales, que dans l'affection qui nous occupe. On peut dire que la lésion organique n'est pas en rapport d'intensité avec la maladie ; car, en admettant que la congestion et l'atrophie des cellules existent dans tous les cas, ce qui est contraire à la vérité, elles ne sauraient expliquer l'altération du sang. Pourquoi, en effet, ce liquide ne subirait-il pas la même altération quand le tissu hépatique est cirrhosé ou désorganisé par un cancer, une acéphalocyste ou une inflammation suppurative ? Cependant les hémorragies sont faibles, et n'ont lieu que par un petit nombre d'organes. Il reste donc beaucoup à faire pour trouver le mécanisme à l'aide duquel s'effectue l'altération du sang. Il ne sera connu que quand on aura dissipé les ténèbres épaisses qui environnent encore les fonctions hépatiques.

Nous devons, avant d'abandonner l'histoire des hémorragies, signaler à l'attention des observateurs celles qui ont lieu dans les méninges et dont pas un auteur n'a parlé jusqu'ici. Elles sont cependant bien dignes d'intérêt, sous plusieurs rapports. Elles se développent toujours à une époque avancée de la maladie, et provoquent la mort en amenant des convulsions générales, cloniques ou toniques ; elles sont suivies, chez d'autres malades, d'un état comateux. Nous sommes porté à croire qu'elles ne sont pas étrangères à la cyanose et à l'algidité qui se montrent vers la fin de la maladie. La simple congestion de la pie-mère, dont on trouve les vestiges sur le cadavre, peut produire le même effet.

Du reste, il serait difficile d'établir systématiquement l'ordre dans lequel se développent les hémorragies. S'il est plus ordinaire d'observer d'abord l'épistaxis, bientôt l'hématémèse, les selles sanglantes et les ecchymoses cutanées, en dernier lieu les hémorragies par le poumon, le rein et le cerveau, souvent aussi les suffusions sanguines se font par la peau, les bronches et les reins en premier lieu, ainsi que nous en avons rapporté des exemples. Nous en avons rencontré dans les reins, l'utérus, et jusque dans la vésicule biliaire.

Congestions. Le caractère constant de l'hypérémie chez les ictériques est sa tendance à produire exclusivement des hémorragies; elle n'aboutit jamais à un travail phlegmasique. Aussi ne s'accompagne-t-elle que de symptômes obscurs, mal déterminés et d'une réaction presque nulle. Elle n'excite point de fièvre, point de douleurs ni de chaleur dans l'organe qui en est le siége. Cette hypérémie offre tous les caractères des hypérémies passives, asthéniques ou par altération du sang ; le solide n'y joue qu'un rôle secondaire et se subordonne entièrement à l'état des liquides ; aussi à mesure que le sang s'accumule et stagne dans les vaisseaux des organes, ceux-ci suspendent leurs fonctions sous l'empire de l'action stupéfiante de ce liquide. Il en résulte une hyposthénie générale qui donne lieu à la dépression des forces et à la stupeur de toutes les fonctions. La cyanose, l'algidité, l'adynamie, qui en sont les symptômes constants, donnent à l'ictère hémorragique une physionomie propre, qui le rapproche, à ce point de vue, du typhus, du choléra et des grandes pyrexies essentielles.

Parotide. Nous avons rencontré une seule fois, dans l'ictère grave, l'hémorragie et la suppuration de la glande parotide droite. Il est assez singulier de voir deux actes pathologiques aussi différents siéger dans le même tissu ; nous avons toutes sortes de raisons de croire que ce fait est exceptionnel. L'hémorragie et les congestions les plus violentes ne se terminent jamais par la production d'une phlegmasie, à moins qu'elles ne soient phlegmasipares.

On lit dans une observation recueillie par Baudon et citée dans

le travail de M. Ozanam (*De la forme grave de l'ictère essentiel*, dissert. inaug., p. 29, *Paris*, 1849), qu'une énorme parotide se développa depuis la tempe droite jusqu'au-dessous de
la mâchoire inférieure. Il n'y eut pas d'ecchymose; le malade
guérit. Il est probable que la parotide fut critique, car l'amélioration se prononça à partir de cette époque. La gravité et la
nature des symptômes observés par M. Baudon le portent à comparer cet ictère au typhus d'Amérique; les vomissements bilieux,
l'injection des conjonctives, les pétéchies cutanées et l'engorge-
ment parotidien sont autant de symptômes qui paraissent l'au-
toriser à établir un parallèle entre ces deux affections.

Troubles digestifs. Ils sont, en général, hors de toute proportion avec les symptômes généraux. C'est à peine si, au début,
le malade accuse quelques troubles gastriques: l'appétit diminue
cependant, et plus tard se perd entièrement. L'état saburral,
avec ses signes les plus tranchés, les nausées, les vomissements
de matières muqueuses, et ensuite sanguinolentes, s'accompa-
gnent bientôt de douleurs épigastriques et hypocondriaques sur
lesquelles il convient d'insister.

Il est rare que le malade n'éprouve pas, de bonne heure, des
sensations pénibles à l'épigastre et dans l'hypocondre droit.
Tantôt c'est une douleur sourde, gravative, continue ou intermittente, qui ne paraît qu'au moment où l'on vient à presser la
région épigastrique ou à percuter le foie. Ce dernier mode
d'exploration est un moyen sûr d'éveiller la douleur, ou d'en
accroître l'intensité dans les cas où elle ne se manifeste pas
spontanément. Elle est toujours plus forte au niveau de l'estomac.
La percussion la fait aussi paraître dans toute la partie postérieure de l'hypocondre droit. Elle est certainement liée à un
travail morbide dont le foie est le siége.

Le volume du foie a toujours été mesuré avec le plus grand
soin, et s'il est vrai de dire qu'il était accru d'une manière très-
sensible chez le malade qui fait le sujet de l'observation première, ses dimensions étaient naturelles chez la plupart des
sujets.

A part l'épigastralgie et, au début, les nausées et l'anorexie, les
symptômes gastriques sont peu prononcés. La langue est nette
ou chargée d'un enduit muqueux insignifiant; elle prend plus
tard une coloration blanche, jaunâtre ou brune, qui est due à la
présence du sang exhalé, en petite proportion, par toute la

membrane interne de la bouche. Cette coloration, produite par la
même cause, existe aussi sur les gencives et sur les dents. L'air
expiré contracte une odeur d'une fétidité extrême.

Les vomissements sont peu rapprochés : quelques malades ren-
dent d'abord des matières muqueuses ou alimentaires, rarement
de la bile ; mais plus tard ils rejettent un liquide peu abondant,
noirâtre, grumeleux, semblable à celui que vomissent les malades
en proie au cancer gastrique. Dans quelques cas, du sang pur,
altéré, noirâtre, est expulsé par le vomissement ; mais ce symptôme n'est ni aussi constant ni aussi intense que dans la fièvre
jaune des tropiques. Le sang peut provenir des fosses nasales ;
alors il est avalé par les sujets affaiblis ou tombés dans le délire,
et comme il subit dans l'estomac une altération très-grande, il
est rejeté sous forme d'un liquide noir, grumeleux, dans lequel
on ne reconnaît pas, au premier abord, le liquide sanguin. Les
selles sont naturelles ou rares, les matières rendues ne renferment
pas ordinairement de sang.

Les symptômes généraux, particulièrement ceux qui dénotent
une adynamie profonde, l'emportent sur tous les autres accidents. Obligés de prendre le lit presque au début de l'affection,
les malades s'affaissent très-rapidement. L'intelligence est presque
toujours conservée, si ce n'est dans les deux derniers jours ; un
délire tranquille s'empare des sujets ; ils n'ont aucune conscience
de la gravité de leur état ; leur figure exprime la stupeur et ils
tombent dans un coma d'où il est, en général, facile de les faire
sortir ; ils peuvent alors répondre aux questions qu'on leur
adresse, boire les tisanes et avaler les médicaments, mais la faiblesse est très-grande ; ils se soutiennent difficilement quand on
les asseoit sur leur lit.

Nous avons observé chez presque tous les sujets, pendant tout
le cours de la maladie, et lors même qu'ils n'ont pas un délire
évident, une expression faciale qui a été signalée par Laennec
dans les acéphalocystes du foie, et désignée par le nom de
facies erecta. Il semble, en effet, que la figure est épanouie ;
les traits, au lieu d'être ramenés vers la ligne médiane, comme
dans le facies décrit par Hippocrate, sont tirés vers la périphérie ;
le visage exprime un contentement qui contraste avec la gravité
de la maladie et la terminaison mortelle qui n'est pas éloignée.
Souvent les paroles des malades sont conformes à leur physionomie. Ils espèrent une prochaine guérison, ou même assurent
qu'ils ne sont plus malades. Un pareil état est une véritable es-

pèce de subdelirium. On pourrait donner à l'expression faciale que nous venons de décrire le nom de *facies hepatica*, parce que c'est surtout dans les cas de maladies du foie que nous l'avons plus particulièrement rencontrée. Elle n'est donc pas propre à la fièvre jaune.

L'ictère est un symptôme constant dans la fièvre jaune ; il ne manque jamais, non plus que les hémorragies. Il est certainement le premier en date de tous les phénomènes caractéristiques. Si l'on pouvait observer les malades avant la manifestation de tout autre symptôme, on verrait l'urine et les sclérotiques se colorer en jaune dès le début de l'affection. L'ictère prend très-vite une grande intensité. La matière colorante se répand sur la peau ; chaque jour elle s'y accumule en plus grande proportion ; en sorte que la couleur jaune se fonce davantage et se généralise partout au même degré. Si elle est plus marquée sur les sclérotiques, cela tient, comme tout le monde le sait, à la couleur même de ces tissus blancs, sur lesquels il est plus facile d'apercevoir les colorations pathologiques les plus faibles. Cet ictère ne s'accompagne d'ailleurs d'aucun phénomène qui lui soit propre, non plus que la coloration jaune de l'urine.

Cyanose et algidité. La profonde altération qui se manifeste dans tout le système circulatoire se traduit, comme nous l'avons vu, par les hémorragies et la congestion des capillaires. Si la maladie affecte une marche aiguë et foudroyante, et, dans tous les cas, vers les derniers jours, les mains, les pieds, les sclérotiques, le nez, les joues, les lèvres mêmes se cyanosent ; toutes ces parties acquièrent une teinte violacée, brunâtre même, et en même temps la température s'y abaisse d'une manière très-sensible. Il semble même que si la maladie n'avait pas une terminaison funeste aussi rapide, il pourrait se développer des plaques gangréneuses, ainsi que le docteur Graves, de Dublin, en a observé quelques exemples dans l'épidémie de fièvre jaune que nous décrirons plus loin. L'extrémité du nez fut frappée de gangrène chez quelques sujets ; cependant cette terminaison de l'hypérémie ne s'est jamais présentée à notre observation. La nature des phénomènes et la fréquence des hémorragies nous portent à croire que les congestions de la fièvre jaune ont plus de tendance à produire ces dernières plutôt que la gangrène. Du reste, personne n'ignore qu'une corrélation très-étroite existe entre certaines formes d'apoplexie et la gangrène.

Fièvre. Il est remarquable de voir qu'au milieu des symptômes qui caractérisent l'ictère hémorragique, le mouvement fébrile occupe une place si petite, qu'on ne peut pas absolument ranger cette maladie parmi les fièvres. C'est à peine si on trouve au début un peu d'accélération dans le pouls et un peu de chaleur à la peau. De 80, le pouls peut s'élever à 92 et à 112 ; mais c'est le dernier jour, au moment où la température s'abaisse, qu'on observe cette accélération, qui se montre aussi dans le nombre des respirations. Lorsqu'il existe un peu de fréquence du pouls, on le trouve surtout dans la soirée et la nuit, comme dans presque toutes les maladies dans lesquelles le foie est plus ou moins profondément affecté. Nous avons appelé depuis longtemps l'attention des observateurs sur ce point essentiel et méconnu de l'histoire des maladies du foie.

La température de la peau reste normale jusqu'à ce que les congestions encéphaliques et pulmonaires se développent. La peau se refroidit alors, et les malades périssent avec tous les signes de l'algidité. Nous inclinons à croire que le trouble extrême des fonctions hépatiques prend une très-grande part à la réfrigération. Le foie est, ainsi que M. Cl. Bernard l'a montré dans ces derniers temps, un des principaux foyers de calorification. Le sang, dont la température est de 39,3 à son entrée dans la veine porte, sort des veines sus-hépatiques avec une température de 39,6.

Lésions anatomiques. Nous avons décrit avec trop de détails les désordres que nous a révélés l'ouverture des corps dans nos observations particulières pour avoir besoin d'y revenir ; nous rappellerons seulement que, malgré les recherches les plus attentives, nous n'avons trouvé dans le foie que des lésions très-variables : tantôt il avait sa contexture naturelle, tantôt son volume s'était accru, et une congestion totale ou partielle des deux substances était la seule altération appréciable. Dans un seul cas, les granulations jaunes hypertrophiées donnaient au foie cette teinte jaunâtre qui a été notée dans la fièvre jaune. Quant à l'atrophie des cellules hépatiques, elle a été trop rare pour qu'on puisse lui faire jouer le moindre rôle dans la production de la maladie. Il faut réellement une foi bien grande, bien inébranlable dans les recherches microscopiques pour aller jusqu'à faire dépendre l'ictère grave d'une pareille altération, lors même qu'elle existerait toujours à un haut degré : ce que nous n'avons constaté dans aucun cas. D'ailleurs, il suffit qu'il existe un certain nombre de faits bien avérés d'ictères graves sans l'altération indiquée pour qu'on doive mettre à néant l'hypothèse singulière proposée par quelques auteurs allemands, qui consiste à rapporter la maladie à une disparition des cellules. Nous n'en aurions point parlé, si quelques pathologistes français ne s'étaient pas déclarés partisans de cette singulière hypothèse.

La congestion et l'hémorragie, telles sont les deux actes morbides dont les vestiges se retrouvent dans tous les viscères, à différents degrés. On conçoit qu'il en doive être ainsi, puisque l'hypérémie est l'acte qui précède, prépare et amène l'hémorragie. Dans le poumon, tous les degrés de l'hémorragie, depuis l'ecchymose jusqu'à l'apoplexie, toutes les formes de la congestion, depuis le simple engouement jusqu'à la splénisation non inflammatoire, se présentent sous le scalpel de l'anatomiste; elles n'ont rien qui les différencie de celles qu'on observe tous les jours dans les maladies générales par altération du sang, et surtout par diminution de la fibrine.

L'hypérémie rénale est marquée par une congestion des substances tubuleuse et mamelonnée : ce qui explique le facile écoulement que peut avoir le sérum du sang par les conduits urinifères. L'hématurie et l'albuminurie sont donc les symptômes qui indiquent l'existence d'une hémorragie rénale ou d'une simple congestion.

Les deux substances du foie sont rouges et congestionnées tantôt généralement, tantôt partiellement. Dans ces cas la partie vasculaire est le siège d'une rougeur foncée, brunâtre ; elle est hypertrophiée et prédomine sur le jaune qu'on aperçoit à peine.

Nous avons vu, dans un cas, toute la membrane interne de la vésicule biliaire ecchymosée, et le liquide contenu fortement teint en rouge par du sang épanché, dont une partie était liquide, l'autre sous forme de caillots.

La membrane interne du tube digestif, à part des ecchymoses peu nombreuses, est exempte d'autre altération ; elle est teinte par le sang qui s'est épanché à sa surface, dans l'estomac principalement. Le cœur était en général fortement rétracté; ses cavités gauches, presque oblitérées, ne renfermaient pas de caillot; singulière altération à laquelle on est loin de s'attendre, quand on songe que dans toutes les maladies hémorragiques l'agrandissement et la mollesse des parois ventriculaires, et la formation de caillots volumineux, sont des lésions presque constantes.

La rate a toujours présenté sa contexture normale ; ce qui éloigne encore l'ictère grave des grandes pyrexies et des affections hémorragipares par lésion du sang.

Nous avons rencontré le cerveau fortement congestionné, ainsi que la pie-mère, et du sang coagulé sous forme de larges caillots dans la grande cavité cérébrale, sur la convexité et à la base du cerveau.

Nature de la maladie. En présence des symptômes et des lésions, il n'est pas permis d'hésiter sur la nature des deux éléments principaux de l'ictère grave. Il existe indubitablement une lésion de la sécrétion biliaire et une altération du sang. En quoi consistent-elles l'une et l'autre ? La première ne saurait être un simple trouble marqué par le passage dans le sang de la matière colorante de la bile ; car nous voyons tous les jours des ictères intenses causés par la rétention de la bile dans ses conduits excréteurs ou par le trouble de la sécrétion, ne s'accompagner que de symptômes légers. D'une autre part, des lésions de texture fort graves du foie, comme celle qu'on observe dans la cirrhose, sont suivies d'hémorragies légères, et ne donnent pas lieu à la jaunisse. On est donc tenté de croire que la lésion de sécrétion du foie porte, non-seulement sur la matière colorante qui n'a pas une action nocive bien grande, mais sur quelques principes qui, n'étant plus séparés du sang, s'y accumulent, ou sur quelques principes morbides nouveaux qui s'introduisent dans ce même liquide et l'altèrent à un haut degré ; c'est alors que se développeraient les hémorragies. Celles-ci paraissent être un élément morbide consécutif au trouble de la sécrétion hépatique. Cependant il ne serait pas invraisemblable qu'un agent morbifique spécial, en pénétrant dans le sang, en déterminât tout à la fois l'altération et le trouble des fonctions hépatiques. Cette hypothèse est très-vraisemblable pour la fièvre jaune intertropicale, qui se déclare sous l'influence de miasmes développés dans des localités assez circonscrites et dont la cause a pu être soupçonnée. Quant à l'ictère hémorragique, nous ne pouvons en saisir aucune cause appréciable. Lorsque la physiologie de l'appareil biliaire sera mieux connue, on arrivera, sans doute, à démontrer que le foie est un appareil d'hématose (l'expression est de Galien), c'est-à-dire un appareil où, d'une part, le sang se purifie, se dépure, comme on le disait autrefois, où il se dépouille d'un certain nombre de principes nuisibles ou inutiles ; et d'autre part, un appareil où il est élaboré, rendu plus assimilable, probablement par l'addition de nouveaux principes. Cette physiologie, dont Galien a si bien indiqué les principaux traits, est encore celle qui s'adapte le mieux à la pathologie. L'ictère grave est probablement l'effet d'un défaut de dépuration du sang ou de la pénétration d'un agent nuisible. Ne voyons-nous pas tous les jours l'ictère apparaître dans l'infection purulente, c'est-à-dire lorsque du pus a pénétré dans le sang? La formation d'abcès hépatiques est, il est vrai, la cause la plus ordinaire de ces colorations, mais il peut arriver aussi que le foie soit exempt de tout travail phlegmasique ; l'ictère est alors l'effet d'un trouble fonctionnel dont la cause doit être cherchée dans l'altération du sang. Celle-ci est encore rendue manifeste par un autre symptôme : par des épistaxis qui sont très-fréquentes, et que nous avons toujours retrouvées chez les blessés qui contractent la pyhémie. Ces deux symptômes, l'ictère et l'épistaxis, presque toujours méconnus dans les services de chirurgie, indiquent constamment, ou une lésion de structure (hépatite, congestion), ou un simple trouble des fonctions hépatiques. Nous les avons constatés tous les deux chez un grand nombre de malades que nous avons observés depuis le début jusqu'à la terminaison fatale.

Diagnostic. L'ictère hémorragique n'est point une maladie nouvelle ; il nous serait facile de retrouver dans les ouvrages mêmes les plus anciens, des descriptions qui s'appliquent très-exactement à cette maladie. A une époque où elle était encore peu connue, les observateurs ont souvent rapporté au purpura aigu, ou bien au typhus, les cas insolites dans lesquels ils voyaient la jaunisse, ou des hémorragies par différentes voies, s'accompagner d'un état adynamique fort grave et rapidement mortel. Nous nous rappelons avoir vu succomber trois malades qui nous ont offert l'ensemble des symptômes propres à l'ictère hémorragique ; comme nous n'avions pas encore observé, à cette époque, d'affection semblable, nous les avons considérées comme des fièvres typhoïdes ou comme des cas de scorbut aigu.

Fièvre bilieuse intertropicale. La maladie qui s'en rapproche le plus est la fièvre bilieuse grave des pays intertropicaux. Elle débute par un frisson initial qui est bientôt suivi de troubles intenses de l'innervation ; les malades tombent rapidement dans un état adynamique prononcé ; ils ressentent des douleurs d'abord sourdes, et plus tard vives dans les régions épigastrique et hypocondriaque droite; quelquefois elles s'irradient dans le côté gauche du ventre. Presque en même temps l'on voit se manifester une coloration ictérique de toute la peau et des différentes humeurs qui s'échappent du corps. On peut croire, d'abord, que l'on a sous les yeux une fièvre bilieuse ordinaire, ou une de ces hypérémies hépatiques qui donnent lieu, d'une façon si constante, à l'ictère et à un mouvement fébrile rémittent. Il n'en est rien ; il se forme, presque aussitôt que la teinte jaune de la peau, des hémorragies par les fosses nasales, par la bouche et le tube digestif. Souvent l'urine rapporte avec elle des quantités considérables de sang. Les symptômes fournis par les autres appareils n'ont qu'une assez faible intensité. L'ictère, les hémorragies et l'ataxo-adynamie constituent donc presque à eux seuls les principaux symptômes de la fièvre jaune des tropiques. Elle affecte parfois le type intermittent dans les cas les plus légers, et alors on voit les principaux accidents de la maladie cesser et reparaître ensuite. Le type rémittent est bien plus commun ; dans ce cas, la continuité du mouvement fébrile s'établit d'emblée ou succède à l'intermittence des accidents. Les exacerbations quotidiennes, ou doubles quotidiennes, persistent alors dans tout le cours de la maladie.

L'anatomie pathologique ne nous apprend rien de positif sur les altérations que la fièvre tropicale laisse après elle. Les congestions du foie et de la rate, la diffluence de ce dernier organe, quelques traces d'hypérémie sur la membrane interne de l'intestin : tels sont les seuls désordres qui ont offert une certaine fréquence dans les ouvertures cadavériques.

Cette fièvre se développe surtout aux Antilles, à la Guyane, dans les îles de la Réunion, à Madagascar, en un mot, dans des parages où les émanations marécageuses engendrent des fièvres intermittentes endémiques. Cependant rien ne prouve que telle est la cause de la fièvre jaune des tropiques, puisqu'on la retrouve dans des lieux qui sont entièrement à l'abri des atteintes du miasme paludique.

Signalons les similitudes et les dissemblances que présentent la fièvre bilieuse et l'ictère grave. Nous trouvons d'abord l'ictère et les hémorragies parmi les symptômes communs aux deux affections, et aucun caractère spécial ne peut servir à les distinguer ; la teinte jaune est aussi générale, aussi promptement établie ; les hémorragies et les congestions s'effectuent dans les mêmes organes, et, s'il est vrai de dire qu'elles sont plus intenses et plus graves dans la fièvre bilieuse, elles n'ont pas été moins rapidement mortelles dans les observations d'ictère que nous avons rapportées précédemment.

Les troubles dont les organes digestifs sont le siége ne diffèrent pas sensiblement. Le gastricisme, le météorisme, la sensibilité du ventre, le nombre et la nature des selles, existent dans les deux cas, plus marqués toutefois dans la fièvre bilieuse que dans l'ictère grave.

L'appareil fébrile, peu intense dans cette dernière maladie, l'est beaucoup plus dans la fièvre bilieuse des Antilles, et encore faut-il remarquer que ni l'intermittence ni la rémittence, si souvent observées dans cette fièvre, ne manquent entièrement dans l'ictère hémorragique. Nous avons dit dans un rapport fait à la Société de médecine des hôpitaux (séance du 14 juillet 1858) sur un remarquable mémoire de M. Dutroulau qui avait pour sujet la fièvre bilieuse grave des pays intertropicaux, que la rémittence ou l'intermittence des symptômes, et particulièrement le mouvement fébrile, était un des signes les plus constants des maladies de l'appareil de sécrétion et d'excrétion biliaires. Or, toutes les fois qu'il existe un ictère bien prononcé dans une pyrexie ou une maladie quelconque, on peut être sûr que le foie est altéré dans sa fonction ou sa texture, et par conséquent que les symptômes pyrétiques ou autres revêtiront le type intermittent ou rémittent pendant tout le temps que le foie restera malade.

Une différence qui serait bien plus importante, et qui servirait, à elle seule, à séparer l'une de l'autre la fièvre bilieuse et l'ictère grave, résulterait de l'action sûrement curative du quinquina dans la première de ces deux maladies. Malheureusement elle n'est point démontrée, et les essais infructueux et souvent répétés qu'on a faits de ce médicament pour guérir la fièvre bilieuse prouvent qu'on ne peut s'appuyer sur ce caractère différentiel.

Ainsi, aucune condition morbide essentielle ne différencie la fièvre bilieuse d'avec l'ictère grave. Leur nature est la même; une altération profonde et rapide de la sécrétion biliaire, et des hémorragies multiples, liées à des altérations du sang et consécutives à la maladie du foie : tels sont les désordres fondamentaux que l'on retrouve dans les deux affections. Nous n'irons pas jusqu'à dire qu'elles sont tout à fait identiques ; nous accordons aisément qu'il existe quelque chose de différent dans les causes qui les produisent l'une et l'autre. Il serait peu rationnel de conclure à l'identité complète de deux affections, dont l'une est endémique dans certains parages, tandis que l'autre est sporadique en Europe. Nous voulons seulement dire que les principaux éléments morbides sont les mêmes. On trouve dans la pathologie bien d'autres exemples de ce genre. Le choléra épidémique n'est certainement pas le même que le choléra endémique ; cependant nous en faisons deux espèces nosologiques d'un même genre caractérisé par l'algidité, la cyanose , les évacuations alvines, la suppression de l'urine, etc. La pneumonie, en raison de ses variétés de siége, de forme, de degré, d'intensité, de complication n'est-elle pas souvent dissemblable à elle-même ? Ne retrouvons-nous pas de pareilles modifications dans les types pathologiques les mieux caractérisés : dans la fièvre typhoïde, et dans toutes les maladies générales pyrétiques ; une variole confluente et maligne ressemble peu à une varicelle ou à une varioloïde.

Fièvre jaune. On a quelque peine à s'imaginer qu'une maladie qui est endémique dans les deux Amériques, puisse ressembler à une affection qu'on observe à Paris. Cependant la similitude qui existe entre la fièvre jaune ou typhus d'Amérique , et l'ictère hémorragique est si grande, que les observateurs auxquels cette dernière maladie s'est présentée pour la première fois en ont été frappés, et qu'ils n'ont pas hésité à opérer entre elles un rapprochement intime. Une courte exposition des symptômes de la fièvre jaune mettra le lecteur à même de saisir les analogies et les différences. La céphalalgie, la chaleur fébrile, la courbature, l'injection de la conjonctive , en marquent le début. Les malades éprouvent bientôt des douleurs vives à l'épigastre et dans la région lombaire ; elles s'étendent dans les hypocondres. A ces symptômes succèdent les nausées et les vomissements de matière blanchâtre, puis d'une quantité considérable de sang. La nature des selles est la même : elles sont noirâtres. En même temps toute la peau se colore en un jaune d'ocre des plus intenses ; un écoulement sanguin a lieu par le nez ; des pétéchies, de larges ecchymoses se développent sur différentes régions du corps ; on trouve aussi, en plusieurs points, des plaques gangréneuses. Les malades tombent rapidement dans un état ataxo-adynamique très-marqué au milieu duquel ils succombent. L'accélération du pouls est nulle ou faible ; l'appareil fébrile en général peu marqué ; aussi le nom de fièvre jaune ne convient-il que médiocrement à la plus grande partie des cas, même dans les épidémies les plus meurtrières.

Si l'on place en regard de ces symptômes ceux de l'ictère hémorragique, on sera frappé sur-le-champ de la grande analogie qu'ils ont ensemble : mêmes douleurs abdominales, même ictère, mêmes hémorragies , même prostration. Si nous prenons séparément les symptômes essentiels, nous serons également surpris de la ressemblance qu'ils vont nous offrir. Dans les deux cas la coloration jaune de la peau est générale et intense. Dans les deux maladies, le sang s'échappe par la surface de rapport, et surtout par la membrane interne de l'intestin, par les fosses nasales, par les gencives, par les reins ; les yeux s'injectent fortement, etc. La durée des deux affections est la même.

Voici maintenant quelques différences. L'hématémèse n'est ni aussi fréquente ni aussi copieuse dans l'ictère que dans la fièvre jaune ; les selles sanglantes y sont également beaucoup plus rares ; les vomissements moins constants, moins opiniâtres. La lésion que M. Louis a trouvée dans le foie et qui consiste dans une coloration du foie en un jaune beurre frais, paille, café au lait ou semblable à celle de la moutarde et de l'orange, cette coloration, disons-nous, suffirait à elle seule pour empêcher de confondre la fièvre jaune et l'ictère essentiel dans une seule et même entité pathologique, puisqu'on ne la retrouve pas dans cette dernière maladie ; mais il paraît qu'elle n'a pas toute la valeur que lui assigne M. Louis, puisque Chervin, M. Rufz et bien d'autres observateurs ne l'ont pas rencontrée dans tous les cas.

En résumé, nous dirons que la fièvre bilieuse intertropicale, la fièvre jaune d'Amérique, l'ictère hémorragique nostras ou de nos climats sont, sinon de simples variétés d'une même espèce morbide, du moins trois espèces d'un même genre réunies par deux caractères communs : l'altération du sang et le trouble de la sécrétion biliaire. Du reste , tout est encore à faire sur ce point difficile et peu exploré de la pathologie comparée.

Hépatite. Cette affection se rapproche, par un grand nombre de traits, de l'ictère grave hémorragique. En effet, s'il se forme dans le foie une inflammation caractérisée, soit par l'hypérémie, soit par la suppuration, aussitôt l'ictère, l'épistaxis, la douleur épigastrique et hépatique, un appareil fébrile intense, se développent avec une promptitude extrême, et ces symptômes pourraient en imposer pour une attaque d'ictère grave. Cependant, en les étudiant avec quelque attention, on y constate de telles différences qu'on ne saurait se méprendre sur la nature de la maladie. Dans l'hépatite, l'ictère n'acquiert pas une intensité aussi grande, il se développe peu à peu ; on observe bien l'épistaxis et quelques hémorragies légères par la peau et les membranes muqueuses, mais elles ne sont jamais aussi fortes ni aussi générales que dans l'ictère grave ; on ne voit pas le sang sortir des vaisseaux en abondance et par un très-grand nombre de tissus ; la cyanose et l'algidité ne se montrent pas comme dans l'ictère ; elles sont remplacées par une fièvre très-forte, continue, et qui présente des exacerbations très-marquées. Nous avons vu au contraire que, dans la maladie qui nous occupe, la fièvre était nulle ou peu marquée

Fièvre jaune d'Irlande. Nous sommes loin d'en avoir fini avec les affections nombreuses qui présentent de nombreux points de contact avec l'ictère hémorragique. Nous rapporterons avec quelque détail la relation d'une épidémie de fièvre jaune observée à Dublin, par le docteur Graves, qui a laissé un nom justement estimé dans les sciences médicales. On pourra aisément se convaincre qu'il existe des rapports très-intimes entre cette maladie et la fièvre jaune d'une part, et l'ictère grave de l'autre. Ils ont été reconnus par un grand nombre d'observateurs. Le Dr Arrott, médecin de l'hôpital de Dundee, dit que les symptômes durant la vie et les lésions anatomiques ont la plus grande ressemblance avec la description de la fièvre jaune d'Amérique et de Gibraltar, et que si ces maladies diffèrent, c'est uniquement par le degré. (*Graves, clinical lecture on the practice of medicine*, t. 1, pag. 301, 2ᵉ édit., Dublin, in-8, 1848.) Il y a longtemps que Tommasini a considéré la fièvre jaune comme le plus haut degré de la fièvre bilieuse.

Les cas de fièvre jaune qui ont été recueillis par Graves à l'hôpital de Dublin, en 1826, offrent un grand intérêt pour l'étude de la pathologie comparée, et nous accorderons toute l'attention qu'elle mérite à la description qu'il en a laissée.

John Gall, âgé de 35 ans, est admis à l'hôpital le 10 janvier 1826. Le début de la maladie n'a pu être déterminé ; elle datait probablement de sept à huit jours. La sensibilité de l'épigastre et la constipation furent les principaux symptômes observés ; en même temps chaleur à la peau ; langue sèche et brunâtre au centre, blanche sur les bords ; grande faiblesse avec stupeur ;

pas de délire ; mémoire incertaine ; le ventre très-dur. Le jour suivant le malade se plaint de toux ; il devient jaune tout à coup ; les muscles de l'abdomen sont contractés ; il meurt le lendemain.

Autopsie. Peau et conjonctive très-jaunes ; sérosité jaunâtre abondante dans la pie-mère, ainsi que dans les ventricules latéraux ; substance cérébrale saine ; foie et voies d'excrétion biliaire à l'état normal ; forte hypérémie, sous forme d'anneaux rougeâtres, de la membrane muqueuse gastrique ; rougeur assez vive en un grand nombre de points, ainsi que dans le duodenum ; invagination de l'intestin grêle. On dégage aisément les parties invaginées.

Le docteur Graves rapporte plusieurs observations à peu près semblables, desquelles il résulte que le foie a toujours été trouvé exempt d'altération ; que l'intestin a offert de fréquentes invaginations ; que de la sérosité ambrée est souvent épanchée dans la pie-mère et dans la cavité arachnoïdienne ; que la rate est hypertrophiée et ramollie.

Pendant la vie, les symptômes observés sont les suivants : grande sensibilité à l'épigastre et à l'hypocondre droit ; céphalalgie ; peau sèche, brûlante ; coloration jaune de toute la peau ; conjonctives injectées ; congestion des capillaires de la face et de l'extrémité du nez, qui devient violacé, froid et tend à se mortifier dans quelques cas ; langue sèche, brunâtre ; soif vive ; selles souvent noirâtres ; grande prostration ; rêvasseries, convulsions finales ; accélération modérée du pouls ; cyanose et refroidissement ; hémorragies par les piqûres de sangsues.

Il faut remarquer que si l'on constate en effet de nombreux points de contact entre la fièvre jaune et la fièvre bilieuse d'Irlande, les différences sont encore plus tranchées. En effet, on ne trouve pas au même degré que dans la fièvre jaune, les hémorragies par la bouche et par l'intestin ; il n'est pas fait mention d'hémorragies cutanées ni même d'épistaxis. Les observateurs se taisent sur ces symptômes essentiels, et laissent beaucoup à désirer dans leur description.

La fièvre jaune d'Irlande diffère encore plus de l'ictère hémorragique, puisqu'on n'y rencontre ni les hémorragies, ni les congestions viscérales qui sont si constantes dans cette dernière maladie ; et cependant, la rapide apparition de l'ictère, la chute des forces, la gravité de tous les symptômes et leur terminaison funeste en peu de jours rapprochent ces deux ictères graves. Il faudrait même admettre leur identité, si l'on parvenait à établir, ainsi qu'ont voulu le faire les médecins anglais, que la fièvre d'Irlande n'est qu'une forme de la fièvre jaune des Antilles; car nous avons prouvé déjà que cette dernière maladie et l'ictère grave ne sont que deux formes différentes d'un même type. Mais nous déclarons que nous sommes loin d'être édifié sur ce rapprochement; pour qu'il fût inébranlable, il faudrait plus de détails, plus de certitude dans les descriptions qu'on nous a laissées de la fièvre jaune d'Irlande.

Enfin, la dernière maladie qui se rapproche beaucoup de l'ictère hémorragique, est une forme plus lente et moins grave d'ictère, dans le cours duquel se manifestent aussi des hémorragies. Nous possédons sur ce sujet un nombre assez grand d'observations, mais il faudrait entrer dans des développements qui exigeraient un travail spécial, et dépasseraient les bornes que nous voulons donner à ce mémoire; nous nous en occuperons prochainement.

Nous terminerons en insistant sur un fait clinique qui lèvera bien des incertitudes, si l'on conservait quelques doutes en présence de certaines formes d'ictère accompagné de symptômes graves; toutes les fois qu'on rencontre avec l'ictère des douleurs partielles dans les membres et dans des jointures, en même temps que des tumeurs phlegmasiques ou des abcès multiples, on peut affirmer qu'il existe une pyémie ou quelque autre affection dont la jaunisse est un des symptômes; quant à l'ictère hémorragique, il ne produit jamais la suppuration ni les symptômes d'infection purulente. D'ailleurs, dans les cas dont il s'agit, on peut, il est vrai, observer des épistaxis, mais jamais de ces hémorragies si multipliées et si intenses que nous offre la fièvre jaune nostras; jamais enfin la fièvre n'a la violence ni la forme exacerbante qu'on retrouve, à un si haut degré, dans la pyémie. Nous avons recueilli récemment encore plusieurs observations de pyémies causées par des phlébites traumatiques, et toujours l'ictère et l'épistaxis, si constamment méconnus par les chirurgiens qui en ignorent la cause, nous ont fait reconnaître le travail pathologique dont le foie était devenu le siége. La percussion d'ailleurs permet de découvrir l'augmentation de volume que la phlegmasie hépatique ne manque jamais de provoquer.

Causes de l'ictère hémorragique. Nous n'avons découvert aucune cause manifeste de la maladie. Si l'on tenait à en expli-

quer le développement par la chaleur extrême de l'atmosphère,
ou par l'exercice d'une profession qui expose les malades à une
haute température, nous répondrions que des conditions hygiéniques entièrement opposées à celles-là ont coïncidé avec l'ictère
chez la plupart des malades.

Traitement. Nous avons essayé les médications les plus va-
riées et les plus énergiques, sans le moindre succès. Celle qui
paraît avoir une heureuse influence est la médication tonique
dont le quinquina, le vin, les teintures aromatiques, sont les
principaux agents : les boissons glacées et acidules, les oranges,
les sucs de citrons, les lotions vinaigrées, paraissent rendre quelques services. Nous nous proposons, à la première occasion, de
soumettre le malade à l'action courte et réglée des douches froi-
des. Le sulfate de quinine à petites et à hautes doses ne nous a
pas mieux réussi que les astringents. Il faut nourrir les malades
à toutes les époques de la maladie ; les bouillons et le vin les met-
tent en état de lutter contre l'altération profonde survenue dans
l'hématose.

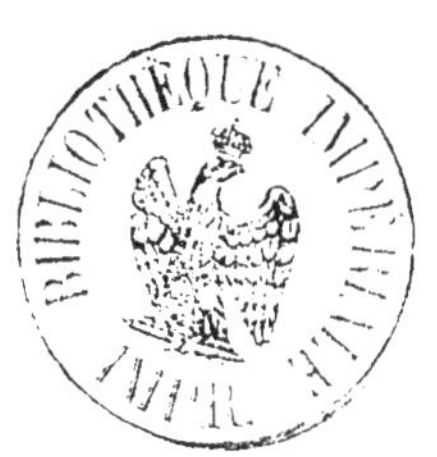